闲话介入医学丛书

主　审：陈星荣　丁　乙
总主编：朱晓黎

出血性脑血管疾病
介入治疗

主编　陈　珑

苏州大学出版社
Soochow University Press

图书在版编目(CIP)数据

出血性脑血管疾病介入治疗 / 陈珑主编. -- 苏州 ：
苏州大学出版社，2023.9
（闲话介入医学丛书 / 朱晓黎总主编）
ISBN 978-7-5672-4532-7

Ⅰ. ①出… Ⅱ. ①陈… Ⅲ. ①脑血管疾病-出血性疾
病-介入性治疗 Ⅳ. ①R743.05

中国国家版本馆 CIP 数据核字（2023）第 173206 号

书　　名：出血性脑血管疾病介入治疗
　　　　　CHUXUEXING NAOXUEGUAN JIBING JIERU ZHILIAO

主　　编：陈　珑
责任编辑：征　慧
策　　划：孙茂民
装帧设计：吴　钰
图画制作：和安天下（苏州）

出版发行：苏州大学出版社（Soochow University Press）
社　　址：苏州市十梓街 1 号　　邮编：215006
印　　刷：苏州工业园区美柯乐制版印务有限责任公司
邮购热线：0512-67480030
销售热线：0512-67481020

开　　本：787 mm×1 360 mm　1/24　印张：3.75　字数：54 千
版　　次：2023 年 9 月第 1 版
印　　次：2023 年 9 月第 1 次印刷
书　　号：ISBN 978-7-5672-4532-7
定　　价：25.00 元

若有印装错误，本社负责调换
苏州大学出版社营销部　电话：0512-67481020
苏州大学出版社网址　http://www.sudapress.com
苏州大学出版社邮箱　sdcbs@suda.edu.cn

提起介入手术，相信很多人都不太清楚具体是指什么，手术是怎么做的，哪些疾病需要做介入手术。甚至不少其他专科的医生对其也是一知半解。介入医学最早出现于欧美，传入国内已有近半个世纪。介入手术如今已在全国二、三级医院广泛使用，成为现代医院中不可或缺的技术。

作为一名从事介入工作 40 余年的医生，我亲眼见证了我国介入医学从无到有、从有到强的不凡历程。当下介入医学发展方兴未艾，但介入医学知识普及工作却相对滞后。在这个信息爆炸的时代，向大众普及介入医学知识显得尤为迫切。这套介入医学丛书恰好给大家提供了全面认识、了解介入医学的机会，使大家能够深入了解介入医生的日常工作。

国内医学科普书籍很多，但有关介入医学的书籍少之又少。这套丛书全面介绍了介入医学的起源和在国内逐步发展的历程。难能可贵的是，作者将患者接受介入治疗的真实案例娓娓道来，生动形象。作者在讲故事的同时，又用简单通俗的语言把专业问题描述得面面俱到。介入医学治疗范围几乎涵盖人体各个部分，这套丛书分别从缺血性脑血管疾病介入、出血性脑血管疾病介入、胸腹部疾病介入、血管疾病介入、肿瘤介入等方面讲解了介入手术的治疗过程，能使读者更好地认识一种新的治疗方法。当然，治疗固然重要，术后护理也必不可少。丛书还专设一册详细介绍了介入治疗围手术期的护理细节，从患者的角度去讲解整个介入治疗过程中的护理知识。由此可知，这不仅仅是一套介入专业知识科普图书，也是一套介入术后康复指导手册。

本套丛书既有专业知识的介绍，又有真实病例的展示，图文并茂，深入浅出，通俗易懂。丛书的编委中既有介入科的资深专家，又有青年才俊，其中还有本人的老友和弟子，在编撰本套丛书的过程中，他们都倾注了大量的心血和热情。希望这套介入医学丛书，能让大众更好地了解介入医学，从而使介入治疗更好地惠及大众。

中国科学院院士

中国医学科学院学部委员

2023 年 7 月于南京

日常生活中，常常有朋友问我："介入医学科是什么科室？主要治疗什么病？"作为一名从医 30 多年的医生，每每面对类似的问题，我只能耐心地用对方能够理解的话语介绍我们的科室究竟是干什么的，怎么治病救人，能治哪些病，等等。就普通百姓而言，到医院看病除了知道看内、外、妇、儿科外，知道自己不舒服又能准确地找到解决自己疾病的专科门诊的人，确实是少之又少。记得有一次在医院里遇到一位药剂科的主任，看他步履蹒跚地从泌尿科病房走出来，我便问他怎么回事，他说前几天做了肾囊肿的手术。我深感遗憾地对他说："你怎么不来我们介入科做个微创穿刺引流硬化治疗呢？只要在医院住一天，且比外科手术恢复得快多了。"他十分惊讶地说："这个你们介入科也能处理？为什么不宣传宣传呢？"可见，即便是医院同行，很多同事都不十分清楚我们介入科究竟能做什么样的手术。

如今，蓬勃发展的介入医学不仅能解决其他临床学科不能解决的许多疑难杂症，更重要的是，作为一门微创治疗学科，介入医学还能通过最小的创伤治疗众多的疾病，但这些专业性极强的医疗信息往往不能为众多病友所获悉。"酒香也怕巷子深"，即使已经有了第一位介入医学中国科学院院士——滕皋军院士，但我们仍然面临如何向更多的适合介入治疗的病友们普及介入医学知识及帮助他们进行专业治疗的问题。

因此，我们撰写这套"闲话介入医学丛书"，希望更多的普通百姓和医学界同行了解介入医学，了解"专业人干哪些专业事"，也为介入医学能更好地为中国的医疗健康事业高质量发展添砖加瓦。

2023 年 7 月于苏州

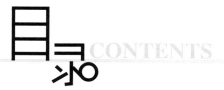
CONTENTS

一、概述

脑的动脉血液供应来自颈内动脉系统和椎-基底动脉系统。

（1）颈内动脉系统：颈内动脉经破裂孔进入颅内，颅内段穿硬脑膜经海绵窦，依次分出眼动脉、后交通动脉、脉络膜前动脉、大脑前动脉（视交叉旁分出），终支为大脑中动脉。颈内动脉系统供应额叶、颞叶、顶叶和基底核等整个大脑半球前 3/5 的血流，又称脑的前循环血流。

（2）椎-基底动脉系统：双侧椎动脉入颅后分出小脑后下动脉，行至桥延沟汇合成基底动脉，依次分出小脑前下动脉、脑桥支、内听动脉、小脑上动脉，至脚间窝基底动脉分成左右两条大脑后动脉。两条大脑后动脉向上呈环状，并发出多支丘脑穿通支、丘脑膝状体穿通支和脉络膜后动脉，皮层支供应大脑颞叶底面和枕叶。椎-基底动脉系统供应大脑半球后 2/5 部分的血流，包括大脑半球的枕叶、颞叶的一部分，丘脑后大半，丘脑下部的小部分，脑干，小脑，脊髓上部。

脑的血管最独特的结构便是大脑动脉环

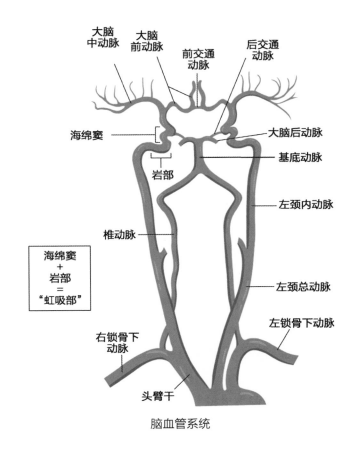

大脑中动脉　大脑前动脉　前交通动脉　后交通动脉

海绵窦

岩部

大脑后动脉

基底动脉

左颈内动脉

椎动脉

左颈总动脉

左锁骨下动脉

右锁骨下动脉

头臂干

海绵窦
＋
岩部
＝
"虹吸部"

脑血管系统

（Willis环），它位于脑底下方、蝶鞍上方，环绕视交叉、灰结节、乳头体周围，由前交通动脉、两侧大脑前动脉起始段、两侧颈内动脉末段、两侧后交通动脉和两侧大脑后动脉起始段吻合而成。此环使两侧颈内动脉系统与椎-基底动脉系统相互沟通。正常情况下，动脉环两侧的血液不相混合，当某一供血动脉狭窄或闭塞时，可一定程度通过大脑动脉环使血液重新分配和代偿，以维持脑的血液供应。Willis 环处血流压力大，也因此会使颅内动脉瘤好发。约 85% 的动脉瘤位于 Willis 环前半环颈内动脉系统，即颈内动脉颅内段、大脑前动脉、前交通动脉、大脑中动脉、后交通动脉。

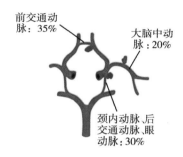

前交通动脉：35%

大脑中动脉：20%

颈内动脉、后交通动脉、眼动脉：30%

大脑动脉环（Willis 环）动脉瘤好发位置

什么是蛛网膜下腔?

大脑有三层膜（称为脑膜），位于颅骨和实际脑组织之间。脑膜的作用是覆盖和保护大脑。颅内的出血可以发生在这三层膜之间的任何地方。这三层膜分别称为硬脑膜、蛛网膜和软脑膜。蛛网膜位于硬脑膜的深面，是一层透明的薄膜，跨越脊髓和脑的沟裂，包括脊髓蛛网膜和脑蛛网膜两部分，相互延续。蛛网膜与软脑膜之间的腔隙称为蛛网膜下间隙、也称蛛网膜下腔，间隙内充满脑脊液，还有

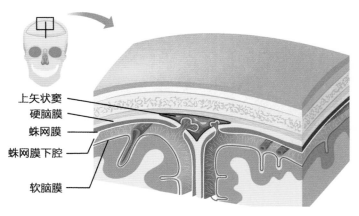

上矢状窦
硬脑膜
蛛网膜
蛛网膜下腔
软脑膜

脑膜和蛛网膜下腔解剖示意图

许多小纤维束将两层膜相连。在某些地方，蛛网膜下腔内的小纤维束消失，腔隙变大，称为蛛网膜下池。在小脑与延髓之间，腔隙扩大成小脑延髓池；在脊髓下端至第2骶椎水平之间，腔隙扩大成为终池，终池内已无脊髓，只有马尾和终丝。临床上常在小脑延髓池和终池进行穿刺，抽取脑脊液或注入药物。脑蛛网膜在上矢状窦两旁形成许多小的突起，突入上矢状窦内，称为蛛网膜粒。蛛网膜下腔内的脑脊液经过蛛网膜粒渗入上矢状窦内，最终回流入颈内静脉。

脑溢血和蛛网膜下腔出血有什么不同?

对大多数人而言,"脑溢血"意味着颅内发生出血。然而,对于治疗脑溢血的医生(如神经介入或神经内、外科医生),"脑溢血"这个术语过于宽泛。当脑血管存在异常或血压过高时,可能会发生出血性卒中。若发生出血性卒中,则出血可能发生于脑实质内(脑出血),也可能发生在覆盖脑部的内层和中间层组织之间(在蛛网膜下腔),称为蛛网膜下腔出血。蛛网膜下腔出血和脑出血(脑实质出血)都属于脑溢血的范畴,但是蛛网膜下腔出血只局限于脑蛛网膜下腔内,在脑实质内没有出血,所以其表现为头疼、恶心、呕吐、颅内压增高、脑膜刺激征阳性,但是没有肢体偏瘫的定位体征。而脑出血是发生于脑实质内部的血管破裂出血,这种情况首先导致的是脑功能的障碍,这也被称为局灶体征,表现为半侧肢体的麻木无力、偏身感觉障碍或者偏瘫。

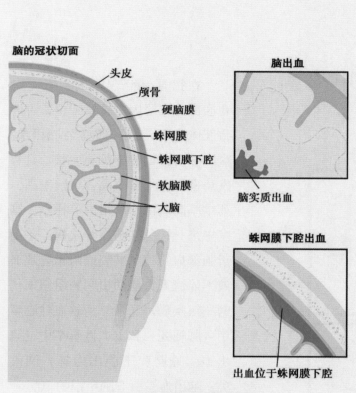

脑的冠状切面

头皮
颅骨
硬脑膜
蛛网膜
蛛网膜下腔
软脑膜
大脑

脑出血

脑实质出血

蛛网膜下腔出血

出血位于蛛网膜下腔

脑实质出血和蛛网膜下腔出血模式图

什么是脑卒中？

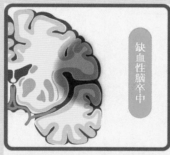

缺血性脑卒中

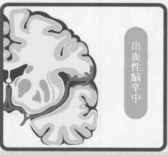

出血性脑卒中

缺血性与出血性脑卒中

在我国，脑卒中又称"中风"，在居民死亡原因中排第三位，可导致肢体瘫痪、言语障碍、吞咽困难、认知障碍、精神抑郁等症状，具有发病率高、复发率高、致残率高、死亡率高及治疗费用高等特点。脑卒中是一种急性脑血管疾病，是由于脑部血管突然破裂或阻塞导致血液不能流入大脑而引起脑组织损伤的一组疾病，通常分为缺血性脑卒中（脑梗死）和出血性脑卒中（脑出血、蛛网膜下腔出血等）两大类。脑出血占所有脑卒中的 10% ～ 30%，其中出血性脑卒中的死亡率远远高于其他脑卒中的死亡率。在 60 岁以上的脑卒中患者中，脑出血较蛛网膜下腔出血更常见。

脑出血常见症状有哪些?
哪些人容易患出血性脑卒中?

脑出血一般突然起病,常伴有严重的头痛。在许多患者身上,脑出血会引起意识的改变,通常在几秒钟或几分钟内。患者可能变得不太了解他们的周围环境,或不能够清晰地思考,或记忆力下降等。还常伴有恶心、呕吐和癫痫。如果出血量很少,意识可能不会太受到影响,头痛或恶心的症状可能很轻或不存在。但是,随着出血量的增加,脑部功能障碍的症状会突然出现并持续恶化。

通常脑出血症状(如肢体无力、麻木、瘫痪等)局限于一侧肢体,患者可能出现的症状:

(1)无法说话或意识模糊;

(2)视力损害或丧失;

(3)一只或两只眼球无法向某些方向运动。

以下人群容易患出血性脑卒中:

(1)普通人遭受头部外伤,如跌倒、车祸、运动性事故或其他类型的头部撞击;

(2)高血压患者,高血压会损伤血管壁,导致血管渗漏或爆裂;

(3)动脉粥样硬化患者;

(4)脑动脉瘤患者,脑动脉瘤破裂;

(5)脑淀粉样血管病患者;

(6)动脉和静脉之间存在异常沟通的患者(动静脉畸形、动静脉瘘);

(7)有出血性疾病或接受抗凝治疗的患者;

(8)脑肿瘤患者,肿瘤内部出血或肿瘤压迫脑组织导致出血;

(9)吸烟、大量饮酒或使用可卡因等非法药物的人群等。

6 如何预防出血性脑卒中?

对于脑出血，很多人可能都听说过某某和别人生气、吵架的时候突然出现头疼、恶心、呕吐，随后昏迷不醒，又或者谁谁上厕所的时候突然晕倒，送到医院才知道是脑出血。患者最后的情况往往都不容乐观，不仅被带走了原本的欢声笑语，也给家庭社会带来沉重的负担。

预防脑血管病是一个长期的过程，决不能搞突击；另外，最好是在专业医师的指导下科学防治脑血管病，切忌自行使用一些厂家推销的药品、保健品以及仪器。我们应该掌握健康的四大基石，即合理膳食、适量运动、戒烟限酒、心理平衡。

脑出血的预防措施主要有以下几点：

（1）已有高血压的人群，一定要按时服药，定期监测；

（2）注意劳逸结合，合理安排工作，保证足够睡眠，避免过度劳累，形成良好的运动习惯；

（3）饮食以清淡为宜，少吃动物脂肪或胆固醇含量高的食物，多吃水果、蔬菜和鱼类等；

（4）严禁吸烟、酗酒，吸烟能加速动脉硬化的发展，对高血压更有害，并能引起血管痉挛；

（5）保持大便畅通，避免过度用力排便，多吃蔬菜、水果，多喝水，软化粪便，以免血压突然增高；

（6）注意季节变化，防寒避暑，适当增减衣物，高温对机体有一定影响，避免使血管舒缩功能发生障碍，血压波动幅度加剧而发生意外；

（7）蹲下、弯腰及卧床、起身或改变体位时，动作必须缓慢，可用头低位及眼睛向下方式渐渐起身，切勿突然改变体位，防止发生意外。

二、脑动脉瘤

脑动脉瘤是怎么形成的？

脑动脉瘤并不是肿瘤，而是一种脑血管病。脑动脉瘤是指由于颅内动脉血管壁的薄弱或缺陷而形成的血管壁局部向外异常膨出的瘤样改变。专家认为，脑动脉瘤形成和生长的原因是流经血管的血液对血管壁的薄弱区域施加压力，类似于汽车轮胎上的部分地方由于摩擦导致薄弱，在气压的作用下鼓起包块。当车胎内压力增大或受到外力时，鼓包的部位就容易破裂，车胎也就容易爆胎。而脑动脉瘤是脑血管壁上的薄弱点，受到外力作用或血压变化时，也容易破裂，进而导致蛛网膜下腔出血或脑出血。它是引起自发性蛛网膜下腔出血的首位病因（约占 75% ～ 80%）。造成脑动脉瘤的病因尚不明确，多数学者认为是在颅内动脉管壁局部先天性缺陷的基础上，合并腔内压力增高引起的，高血压、脑动脉硬化与动脉瘤的发生发展有关。另外，感染、外伤等也可以导致动脉瘤的发生。

脑动脉瘤很常见，但大多数脑动脉瘤并不严重，尤其是较小的脑动脉瘤。它们通常不会引起症状，也不会导致健康问题。脑动脉瘤常在检测其他医疗状况时被发现。但动脉瘤破裂很快就会危及生命，因此需要立即就医。脑动脉瘤世界范围内的患病率为 0.2% ～ 9%，其中 20% ～ 30% 为多发，可发生于任何年龄，发病高峰在 40 ～ 60 岁，女性稍多。脑动脉瘤在我国具有患病

率高、破裂风险不明、破裂后致死率和致
残率高等特点。

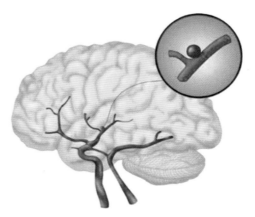

脑动脉瘤示意图

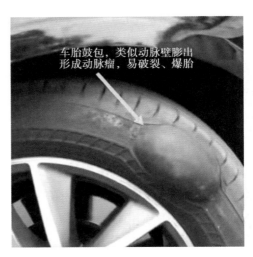

车胎鼓包，类似动脉壁膨出
形成动脉瘤，易破裂、爆胎

车胎鼓包

脑动脉瘤常见于哪些部位?
脑动脉瘤的分类有哪些?

      脑动脉瘤好发于脑底 Willis 环及其主要分支血管,尤其是动脉分叉处或血流动力学改变的部位。其中,80% ~ 90% 位于前循环,10% ~ 20% 位于后循环。根据动脉瘤的形态,可以将其分为囊状动脉瘤和梭形动脉瘤。

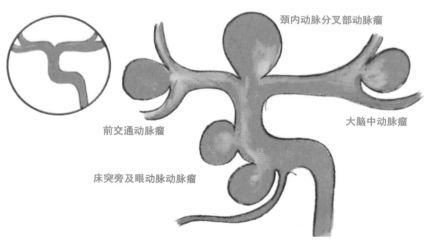

颈内动脉分叉部动脉瘤

大脑中动脉瘤

前交通动脉瘤

床突旁及眼动脉动脉瘤

脑动脉瘤好发部位

（1）囊状动脉瘤（浆果动脉瘤）。这种动脉瘤看上去犹如挂在藤上的浆果。它是从动脉主干或其分支上突出来的一个球形的囊状结构，里面充满血液。往往形成于大脑底部的动脉。囊状动脉瘤是最常见的动脉瘤。

（2）梭形动脉瘤。这种动脉瘤会导致动脉周围出现全方位的膨胀。

根据载瘤动脉不同又可将动脉瘤分为前交通动脉瘤、颈内动脉－后交通动脉瘤、大脑中动脉瘤和基底动脉瘤等。

还可以根据动脉瘤大小将动脉瘤分为小型动脉瘤（直径<5 mm）、中型动脉瘤（直径5～10 mm）、大型动脉瘤（直径11～25 mm）和巨大动脉瘤（直径>25 mm）。

哪些检查可以发现脑动脉瘤？

脑动脉瘤的诊断可通过 CT 血管造影、磁共振血管造影及数字减影血管造影。

（1）当怀疑有破裂性动脉瘤时，可以进行头颅 CT 检查，头颅 CT 检查可以发现是否有颅内出血，缺点就是无法明确出血的原因。

（2）在血管中注入对比造影剂后，脑血管显影增强，再通过特殊的成像技术就可以使动脉瘤显形，这种技术叫作计算机断层扫描血管造影（Computed Tomographic Angiography, CTA）。

（3）核磁共振成像（Magnetic Resonance Imaging, MRI）联合核磁共振血管造影（Magnetic Resonance Angiography, MRA）也可以用于动脉瘤的筛查。MRI 和 MRA 扫描需要借助一个较强的磁场以及计算机设备来实现，进行检查时患者不会受到任何射线的伤害。

（4）数字减影血管造影（Digital Subraction Angiography, DSA）在进行血管造影时，首先对腹股沟特定区域进行局

二、脑动脉瘤

部麻醉，然后将一根导管插入股动脉，之后将导管上行经腹主动脉等大动脉后到达脑部的动脉血管。此时医生将造影剂通过导管注入脑动脉，使其显影增强，再通过 X 线透射获取动态的血管影像图片，可以准确显示动脉瘤的大小、形态、位置及周边血管的情况，为下一步诊治提供精准的影像数据。

综上，CTA、MRA 属于无创的检查，DSA 属于有创的检查，但是 DSA 能够反映动脉瘤的特征，为诊断脑动脉瘤的"金标准"。

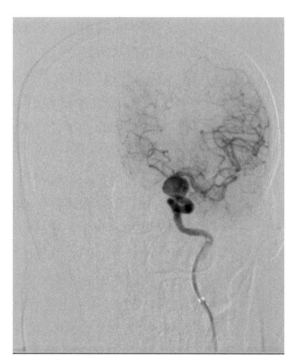

DSA 显示左侧颈内动脉末端动脉瘤

未破裂的脑动脉瘤可无症状，较大的脑动脉瘤可压迫邻近的脑组织或脑神经，从而出现相应的局灶症状，如癫痫、偏瘫、失语、动眼神经麻痹、视力视野障碍等。

脑动脉瘤破裂前可有先兆症状，如头枕背部疼痛、眩晕、眼球运动障碍、眼睑下垂、运动感觉障碍等。脑动脉瘤一旦破裂，可引起蛛网膜下腔出血，表现为突发持续性剧烈头痛、恶心、呕吐、畏光、意识障碍、脑膜刺激征、偏瘫等，严重者可导致死亡。

脑动脉瘤可发生于任何年龄段，但在40至60岁的成人中更为常见。同时与男性相比，脑动脉瘤在女性中更为常见。除了年龄和性别的因素外，下列几种因素都可能导致动脉壁薄弱，并增加患脑动脉瘤或动脉瘤破裂的风险：

（1）抽烟：抽烟是导致脑动脉瘤形成和脑动脉瘤破裂的风险因素。

（2）高血压：高血压会使动脉变得薄弱，而动脉瘤在薄弱的动脉中更容易形成和破裂。

（3）药物使用，特别是可卡因：药物使用会导致血压升高。静脉注射毒品可能引发

4

脑动脉瘤破裂的症状、危险后果及高危因素有哪些？

感染，感染可能引起真菌性动脉瘤。

（4）酗酒：酗酒也可能会使血压升高。

（5）遗传性结缔组织病：如埃勒斯－当洛斯综合征，这类疾病会使血管变得薄弱。

（6）多囊肾病：这种遗传性疾病会导致肾脏中形成充满液体的囊状结构，还可能使血压升高。

（7）主动脉缩窄：主动脉是将富氧血从心脏输送到全身的大血管，主动脉缩窄可能会使血压升高。

（8）脑动静脉畸形：大脑中的动脉和静脉会相互缠结，从而影响血流。

（9）脑动脉瘤家族史：如果您的家人曾患过脑动脉瘤，您的患病风险会变高，尤其是有两名或更多的一级亲属（如父母、兄弟姐妹或子女）都曾患过脑动脉瘤时更是如此。如果您有家族史，请及时向医务人员咨询是否要筛查脑动脉瘤。

所有的脑动脉瘤都需要介入或外科手术治疗吗?

　　发生破裂出血的动脉瘤均应尽早进行治疗,以降低动脉瘤再次破裂出血风险。症状性未破裂动脉瘤也应尽早治疗,以避免症状继续加重,危及生命。

　　对于直径≥7 mm的无症状未破裂动脉瘤建议进行干预;若动脉瘤直径<7 mm,应根据动脉瘤的形态、位置、数量和患者情况等综合判断。对于伴有子囊,多发,位于前交通动脉、后交通动脉和后循环脑动脉,预期寿命大于10年,伴有动脉瘤或蛛网膜下腔出血的家族史,或需长期口服抗凝、抗血小板药物的动脉瘤患者推荐积极干预。未治疗的未破裂动脉瘤建议动态随访,随访过程中发现动脉瘤进行性增大、形态改变或出现临床症状时,建议进行干预。若患者因存在颅内未破裂动脉瘤而出现心理障碍,严重影响工作和生活的,可适当放宽干预指征,采取更加积极的治疗策略。

开颅手术如何治疗脑动脉瘤?

　　开颅手术治疗脑动脉瘤是通过显微开颅，在脑组织之间的自然间隙分离脑组织，暴露出动脉瘤，从动脉瘤的瘤颈处入手，用动脉瘤夹去夹闭动脉瘤的颈部，以阻止血流进入动脉瘤内，从而去除了动脉瘤破裂与生长的风险，以达到治疗目的。这种瘤颈夹闭术是脑动脉瘤外科手术治疗的经典手术，其他开颅手术还包括动脉瘤加固术、动脉瘤孤立术、血管搭桥术等。

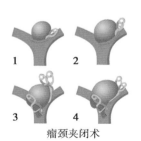

瘤颈夹闭术

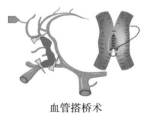

血管搭桥术

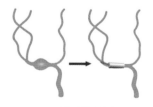

动脉瘤加固术

开颅手术治疗脑动脉瘤的常见方式

介入手术如何治疗脑动脉瘤？

随着微创和影像学技术的发展，血管内介入栓塞术应用于脑动脉瘤的研究越来越多，其具有直接血管内操作、创伤较小、疼痛较轻、术后恢复快、患者接受度高等优势。

脑动脉瘤的介入治疗包括直接针对动脉瘤腔的治疗（动脉瘤栓塞术）和针对发出动脉瘤的载瘤动脉进行血流隔绝的治疗（血流导向装置植入术和瘤动脉闭塞术）。手术方式有单纯弹簧圈栓塞、支架辅助弹簧圈栓塞、血流导向装置植入术、载瘤动脉闭塞术等。针对动脉瘤腔的弹簧圈栓塞或支架辅助弹簧圈栓塞治疗，是经典的动脉瘤介入

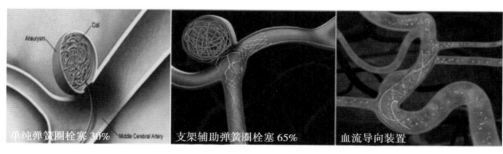

介入手术治疗脑动脉瘤的常见方式

治疗方法；其是通过经皮穿刺大腿根部的股动脉或手腕部的桡动脉建立通道，然后经动脉将弹簧圈送到动脉瘤内以填塞并占据动脉瘤的瘤腔，使进入动脉瘤内的血流停滞、血栓形成，从而达到降低或消除动脉瘤破裂风险的介入手术。有时动脉瘤的入口（动脉瘤颈）较宽阔，为防止填塞到动脉瘤内的弹簧圈经宽阔的动脉瘤颈脱出并阻塞正常的血管，可辅助支架植入，以阻挡弹簧圈，从而减少弹簧圈从动脉瘤内脱出，并维持载瘤动脉的通畅。

血流导向装置（密网支架）是在脑动脉瘤血流动力学研究基础上发展起来的一种血流重塑装置。这一装置的出现改变了脑动脉瘤的传统瘤内治疗理念，使动脉瘤的传统囊内填塞转向为动脉瘤的血流隔绝和载瘤动脉的血流动力学重建。由于血流导向装置较普通颅内支架拥有更密的网格及更强的血流导向能力，所以更有利于动脉瘤瘤颈的覆盖闭合。通过血流导向装置的高金属覆盖率和高网孔率设计，对局部血流进行重塑，将减少从载瘤动脉流向动脉瘤内的冲击血流，并将其导入远端正常血管内，从而减少局部血流对动脉瘤壁的冲击，使流入动脉瘤内的血流瘀滞，并最终在动脉瘤内形成血栓，进而实现动脉瘤的闭塞。

脑动脉瘤治疗有哪些新进展？

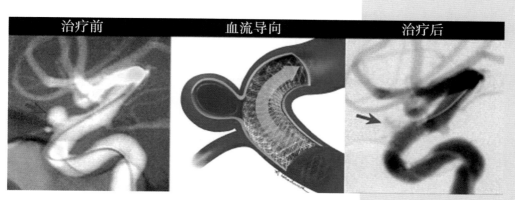

血流导向装置治疗脑动脉瘤

二、脑动脉瘤

三、脑动静脉畸形

脑动静脉畸形是一种什么疾病?

脑动静脉畸形（arteriovenous malformation，AVM）是一种异常复杂的、先天性局部脑血管发生学上的变异，其发病机制涉及多种因素。正常情况下，血管的解剖结构和血流方向为血液经心脏泵出，然后由动脉流经毛细血管网，再由毛细血管网引流入静脉内，最后经静脉回流入心脏，完成血液循环。具体到大脑，脑内的动脉将富含氧气和营养物质的动脉血带入大脑，然后流入毛细血管网，在毛细血管网处进行气体和营养交换，将动脉血中的氧气和营养物质送入脑组织，而脑组织将代谢的废物和二氧化碳交换入毛细血管网内，动脉血经毛细血管网变为静脉血，并继续回流入静脉，最后引流出大脑，将代谢废物带出大脑。而在动静脉畸形的病变部位，正常的毛细血管网被异常发育的畸形血管团所取代；同时部分脑动脉和脑静脉之间甚至形成直接的异常通路，这些异常通路被称为动静脉短路，畸形的血管团以及这些动静脉短路就造成了脑血流动力学的严重紊乱。一方面，这些发育异常的畸形血管团，以及动脉和静脉之间的直接短路，都使得局部的血流压力变低，因而使得大量的血液会流入此低压区内，从而导致正常脑组织缺血，称之为"盗血现象"；另一方面，这些畸形血管团本身由于发育不完全，缺乏正常血管的血管壁结构就容易破裂出血，加之大量血液流入其中，使得畸形血管团更加容易破裂出血，从而造成脑 AVM 的脑出血，进而引起患者一系列的神经功能损伤。

临床上，脑 AVM 的表现十分多样化，严重程度也因患者个体差异而有所不同。一些患者可能会出现反复的脑出血，这种出血可能不仅会引起急性神经功能障碍，还可能对周围脑组织造成持续性的机械性损害，导致一系列严重的神经系统后遗症。除此之外，部分患者还可能出现部分性或全身性癫痫发作，以及短暂性脑缺血发作，这些症状的出现进一步增加了患者的痛苦和风险。

值得注意的是，脑 AVM 还可能引起进行性神经功能障碍，这意味着患者在病程发展中可能会出现逐渐加重的神经系统症状，这对患者的生活质量和长期康复产生了严重的影响。此外，脑 AVM 也被认为是引起颅内自发性蛛网膜下腔出血的重要病因之一，尽管其发生蛛网膜下腔出血的概率次于脑动脉瘤，但其对患者的健康和生命安全造成的潜在威胁不可忽视。

关于患病人群的特征，研究显示脑 AVM 的发生率大约是动脉瘤的 1/7 ~ 1/4，多数发生在儿童和年轻人（20 ~ 40 岁），而男性患病率则是女性的 2 倍。在年龄上，该病的高发年龄段为 20 ~ 39 岁，平均年龄约为 25 岁，而 60 岁以上患者占总患病人群的比例不足 5%。因此，在 60 岁以上患者发生脑出血和蛛网膜下腔出血时，医生应首先考虑高血压和动脉粥样硬化等常见病因。

为了更好地了解脑 AVM 的患病情况，研究人员进行了大规模的 MRI 筛查工作，其中每 2 000 例志愿者检查中发现一例脑 AVM，这意味着该病的估计患病率约为 50/100 000。随着 MRI 技术的普及和提高，该病的检出率也在不断上升，从而使得更多患者得到了及早的诊断和治疗。然而，需要指出的是，虽然脑 AVM 的检出率增加了，但其破裂的发病率却相对稳定，这意味着即便发现病变，也不能完全预测其是否会引发危险的出血事件。

总的来说，脑 AVM 是一种复杂多变的脑血管疾病，其严重程度和临床表现因个体差异而异。虽然脑 AVM 的患病率较低，但其潜在的危险性和对患者健康的严重影响，值得引起医学界和公众的高度关注。

脑动静脉畸形有哪些症状?

脑动静脉畸形（脑 AVM）是一种复杂的神经血管发育异常，其常见症状涵盖广泛，涉及多个方面，常见的有以下几种：

（1）出血：出血是脑 AVM 最常见且最危险的并发症之一。尽管在不同年龄段都可能发生，但多见于年龄较小者。出血可分为蛛网膜下腔出血、脑内出血或硬膜下出血，导致的临床表现千差万别。出血往往在体力活动或情绪波动后突然发生，患者可能会经历剧烈头痛、呕吐、意识丧失以及颈项强直等症状。

（2）癫痫：癫痫是脑 AVM 常见的神经系统症状之一。约 40% ~ 50% 的患者会出现癫痫，其中约一半的患者首次发作的症状即为癫痫。特别是在存在大量"脑盗血"的脑 AVM 患者中，癫痫发作最为常见，而且有时可呈继发性全身扩散型。

（3）头痛：多数脑 AVM 患者（约 60%）长期以来都有头痛史。头痛多局限于一侧，而在出血发生时头痛的性质可能会发生显著改变，变得更为剧烈和难以忍受。

（4）进行性神经功能障碍：脑 AVM 引起的运动或感觉性瘫痪是临床上较为常见的表现之一。约 40% 的患者可能出现这种症状，而有 10% 的患者甚至以此作为首发症状。这种瘫痪的主要原因涉及多方面，包括脑缺血发作、较大的动静脉畸形导致的脑水肿或脑萎缩，以及出血所引起的脑损害或压迫。

（5）智力减退：对于巨大型AVM患者而言，智力减退可能是一个显著的问题。这主要是由于严重的"脑盗血"引起的弥漫性缺血和脑发育障碍所致。此外，长期癫痫发作和长期使用抗癫痫药物也可能导致智力减退。

（6）颅内杂音：较大且较表浅的AVM可能会产生颅内杂音。这种杂音是由于异常的血流引起的，在临床检查中可能会被发现。

（7）眼球突出：在某些患者，特别是颞叶前端AVM并存在较大引流静脉导入海绵窦时，可能会出现眼球突出的情况，这是因为异常的血流引起的。

总体而言，脑AVM的临床表现多样，有时可能较为隐匿，特别是对于小脑幕下的动静脉畸形，除了颅内自发性蛛网膜下腔出血，其他症状相对较少。因此，对于症状明显或可疑的患者，应及早进行全面的神经影像学检查，以便早期诊断和干预，减少并发症的风险。

三、脑动静脉畸形

3

脑动静脉畸形破裂的症状和危险后果有哪些？

脑动静脉畸形（脑 AVM）破裂是一种严重的并发症，可能导致严重的神经系统损害甚至危及生命。AVM 破裂后的症状和危险后果包括以下几种：

（1）急性头痛：脑 AVM 破裂时，患者通常会突然出现剧烈头痛，类似"雷击"或"爆裂"感。这种头痛往往是持续而且非常剧烈，有时被形容为"世界上最严重的头痛"之一。

（2）恶心和呕吐：头痛伴随着恶心和呕吐是常见的症状，这是由于脑 AVM 破裂引起的颅内压增高以及大量血液进入脑室和脑膜所致。

（3）意识丧失：脑 AVM 破裂后，患者可能很快进入昏迷状态，失去意识。意识丧失的程度可能因出血量和出血部位的不同而有所不同。

（4）颈项强直：在一些病例中，脑膜刺激导致颈项强直，即颈部肌肉强烈收缩，使得患者无法自由弯曲颈部。

（5）脑神经损害：脑 AVM 破裂可能损害脑神经，导致面部麻木、视力模糊、眼球运动异常等症状。

（6）神经系统症状：除了头痛外，脑 AVM 破裂可能引起局部脑缺血或脑水肿，导致运动或感觉性瘫痪、失语、认知障碍等症状。

（7）癫痫：脑 AVM 破裂后，脑组织受到刺激，可能触发癫痫发作，患者可能出现抽搐、意识丧失以及不自主动作等症状。

脑 AVM 破裂所导致的危险后果如下：

（1）脑积血（脑出血）：脑 AVM 破裂后，大量血液可能进入脑组织，引起脑积血或脑出血。这可能导致脑组织损伤、脑功能受损，严重时可能造成脑死亡。

（2）脑水肿：脑 AVM 破裂后，AVM 周围的脑组织可能会肿胀，形成脑水肿。脑水肿可增加颅内压，加重脑组织损伤。

（3）缺血性损伤：由于大量的血液被畸形血管团以及动静脉短路所盗取，可能导致正常脑组织缺血，从而引起神经系统损伤。

（4）其他并发症：脑 AVM 破裂后，还可能出现其他并发症，如脑积水、脑动脉痉挛、脑膜炎等。

（5）危及生命：脑 AVM 破裂是一种危及生命的急性事件。大量出血可能导致急性脑功能障碍、休克，甚至危及生命。

值得注意的是，并非所有的脑 AVM 都会破裂，有些患者可能会在未察觉的情况下长时间存在脑 AVM。然而，一旦出现上述症状，特别是急性头痛伴有意识丧失等症状，应立即就医进行诊断和治疗。早期干预可能有助于降低并发症的风险，并提供更好的预后。

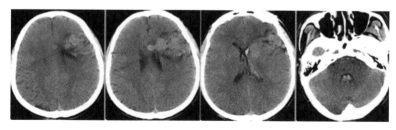

脑 AVM 破裂出血的 CT 扫描图

哪些检查用于诊断脑动静脉畸形?

临床上诊断脑动静脉畸形（脑AVM）通常需要进行一系列影像学检查和神经学评估。以下是常见的用于诊断脑AVM的方法：

（1）头部CT平扫和CT增强扫描：头部CT平扫可见局部不规则低密度区，病变内钙化，新鲜的出血、血肿，血肿吸收或脑梗死后所遗留的空腔，它可用于检测出血情况，但对于发现脑AVM的能力较MRI和MRA要差很多。在CT增强图像上，脑AVM呈不规则高密度（相当于AVM的部位）、可见其供血动脉和引流静脉。

（2）MRI：畸形血管团、供血动脉和引流静脉均因"流空效应"而显示为黑色。

（3）MRA：MRA是MRI的一种特殊类型，专门用于显示血管结构。它可以帮助医生观察脑AVM的血流动态和血管供应区域。

（4）DSA：DSA是一种介入性影像学检查，它是诊断脑AVM的"金标准"。该过程中，医生会将一根细长导管插入到患者的血管中，并通过注入造影剂来显示血管结

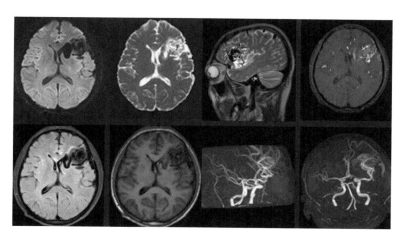

脑动静脉畸形的 MRI 及 MRA 图

构，以便直接观察脑 AVM 的位置和形态。其对 AVM 的显示最具有特征性。DSA 动脉期摄片可见一团不规则扭曲的血管团，有一根或数根粗大、显影较深的供血动脉，引流静脉早期出现于动脉期摄片上、引流静脉扭曲扩张、导入静脉窦，病变远侧的脑动脉充盈不良或不充盈。

（5）脑部超声：对于婴儿或儿童患者，可以使用脑部超声来帮助诊断脑 AVM。这是一种无创性、辐射少的检查

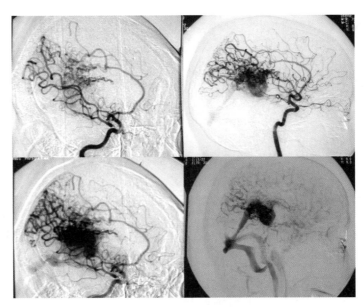

脑 AVM 的 DSA 造影图

方法，通过超声波来观察脑部血流情况。

（6）神经学评估：除了影像学检查，神经学评估也是诊断脑 AVM 的重要步骤。医生会仔细询问患者的症状和病史，并进行神经系统的体格检查，以评估患者的神经功能状态。

综合使用上述方法，医生通常能够对脑 AVM 进行准确的诊断和评估。如果怀疑患有脑 AVM，建议及早就诊并接受专业医生的评估和治疗。

5 什么是针对脑动静脉畸形的综合治疗？

脑 AVM 的主要危害为出血和"盗血"，均可引起严重的后果，最合理的治疗为手术全切除。对低级别的 AVM，只要患者有决心便可考虑全切术；但级别较高者因病变范围过于广泛或部位险要，必须权衡手术利弊，慎重对待，抽搐或轻度的局灶性神经功能障碍均不是手术指征，病变反复出血才为手术指征。

（1）非手术治疗。

非手术治疗适用于 3 级以上的 AVM、未出血的其他病例和因故暂不适合手术的病例。

内容包括调节日常生活（避免情绪激动、禁烟酒、疏通大便、改善睡眠、降低血压、卧床 4～6 周）、控制癫痫、对症治疗和防止再出血。

（2）外科手术治疗。

① 脑 AVM 全切除是最为合理的首选治疗方案，术前应明确主要的供血动脉和引流静脉的数目、部位、来源、大小和对侧参与供血的情况；术前腰椎穿刺置管以便术中控制颅压；足够大的手术切口以便显露主要的供血动脉；必要时术中临时阻断供血动脉，并静脉使用脑保护剂；充分利用脑 AVM 周围的脑软化灶和胶质增生带；遵循先切断动脉、再切断小静脉、最后切断大的主要引流静脉的程序；每切断一根血管后必须用双极电凝牢固焊封，步步为营。

② 供血动脉结扎术是适用于 3～4 级和 4 级以上、不能手术切除又常有出血的脑 AVM 的姑息性手

术，或作为巨大脑 AVM 切除术中的前驱性手术；供血动脉结扎后，畸形巢体积可明显缩小，但仍有其他脑动脉再供血而导致出血的可能。

（3）介入治疗。

血管栓塞术（液体胶水、可脱球囊导管、电解可脱弹簧圈），适用于不能手术切除者，以及巨大 AVM 外科手术切除前的辅助治疗。

（4）放射及放射外科治疗。

① 适应证：手术切除困难或风险较大者，患者年龄较大或伴有其他系统疾病而难以耐受手术者，手术未成功或术后有较大残留者，以及拒绝手术的患者。

② 治疗方法：立体定向回旋加速器氦离子放射外科、立体定向回旋加速器 Bragg 峰质子束（光子）放射外科、立体定向回旋加速器中子束放射外科和立体定向聚焦伽马射线放射外科（伽马刀治疗）。

③ 治疗效果：可减少出血的风险并维持正常生活，可作为脑深部和不能手术者的选择。

④ 并发症：出血、短暂的脑放射反应（脑水肿、放射性脑部损伤、脑功能障碍）、永久性脑功能障碍和放射性脑坏死等。

介入手术如何治疗脑动静脉畸形？

脑 AVM 介入栓塞治疗，是临床常用的治疗手段。有时也需要配合传统的开颅切除术和放射治疗进行综合治疗。治疗方法主要是经动脉或经静脉途径进行介入栓塞治疗，经大腿根穿刺股动脉或股静脉插入导管，把导管插到脑内血管内，再用微导管找到 AVM 的畸形血管团，在里面局部注射栓塞剂，比如医用胶、弹簧圈，或两者结合物，把血管畸形全部堵住。一方面，阻止出血；另一方面，栓塞物破坏血管畸形内皮细胞，从而使 AVM 血管团逐步缺血坏死。有些 AVM 的供血动脉非常迂曲，经动脉插管插不过去，这时需要经静脉插管，将导管一直插到畸形血管团里，向畸形血管团和引流静脉注射栓塞剂，也能实现 AVM 血管团和引流静脉彻底栓塞，解除再出血的危险。医生在实际临床操作中，应该根据患者病情，可先进行栓塞，再进行外科手术或放射治疗，也可以分次栓塞，分次治疗。

下面介绍介入手术治疗脑 AVM 的一般步骤：

（1）术前评估：在进行介入手术之前，患者需要进行

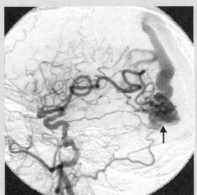

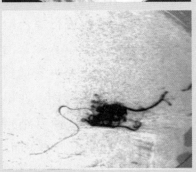

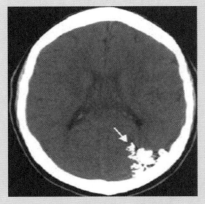

脑 AVM 患者的 DSA 血管造影、介入栓塞过程及栓塞后 CT 图

全面的影像学评估，如 MRI、MRA 和 DSA，以确定 AVM 的位置、大小、形态和血流动态。医生还会对患者的病史、症状和神经功能进行评估，以确保患者适合接受介入手术治疗。

（2）麻醉：介入手术一般在介入科进行。患者在手术前会接受局部麻醉或全身麻醉，以确保手术过程的舒适和安全。

（3）穿刺：手术医生将一根细长的导管通过动脉穿刺插入患者的大腿或手臂动脉中，并沿血管导引到达脑部 AVM 的位置。

（4）血管造影：一旦导管到达 AVM 的位置，医生会注入造影剂，使血管显影。这样可以清楚地显示 AVM 的结构和供血动脉，为后续手术提供详细的血管解剖信息。

（5）栓塞治疗：栓塞是介入手术的主要治疗步骤。在血管造影后，医生可通过导管导入液态或固态的栓塞剂，如胶水或弹簧圈。这些栓塞剂会堵塞 AVM 的畸形血管，阻断异常的血流，减少 AVM 的血流量。

（6）多次治疗：对于较大、复杂的脑

AVM，可能需要多次介入手术进行栓塞治疗。多次手术可以逐渐减少 AVM 的大小和血流，为后续手术（如开颅手术）创造条件。

（7）术后观察：栓塞治疗后，患者通常需要住院观察一段时间，确保没有并发症发生。医生会密切关注患者的恢复情况，包括神经功能和可能的并发症。

需要指出的是，介入手术并非所有脑 AVM 患者的治疗选择。对于一些小而稳定的脑 AVM，可能不需要手术干预，只需定期随访观察。对于较大、高危的脑 AVM，可能需要结合其他治疗方法，如开颅手术或放射治疗。因此，治疗方案需要根据每个患者的具体情况进行个体化制定。

脑动静脉畸形治疗有哪些新进展？

史贝兹勒（Spetzler）及马丁（Martin）最早提出根据 AVM 的直径、部位和引流静脉的类型来评估其手术风险，即 AVM 的 Spetzler-Martin 分级。2011 年，史贝兹勒和庞塞（Ponce）在其原来基础上，把患者的年龄、有无出血史及畸形血管团边界是否弥散加入影响变量，提出了改良分级。此外，桑切斯（Sanchez）等也根据患者的年龄、出血表现、畸形巢的分布以及深穿支动脉的供血情况提出了自己的分类标准。上述的分级主要是基于手术风险的评估，而 AVM 栓塞治疗评分（AVMES）为介入栓塞的风险评估提供更好的依据。AVMES 主要基于畸形团大小、供血动脉数量、引流静脉数量以及功能性血管是否存在等对 AVM 的栓塞治疗的风险进行分级。

目前外科手术、介入治疗、放射外科治疗的发展及多种方式的联合应用，使脑 AVM 的治愈率明显提高。尤其是介入治疗，能明显缩小畸形巢体积，同时能处理动脉瘤、动静脉瘘等伴发的高危因素，降低开颅手术和放射治疗的风险。然而，最新公布的未破裂脑 AVM 随机试验提示，对于未破裂脑 AVM 的治疗需要更加谨慎。

（1）显微手术治疗。迄今为止，显微外科手术仍是彻底治愈脑 AVM 的基本措施。对伴有颅内血肿及癫痫发作的患者，手术可以同期清除血肿和处理癫痫灶。研究显示，对于低级别（Spetzler I～II），尤其畸形巢直径＜3 cm 的脑 AVM，

94% ～ 100% 的患者能达到影像学治愈，即血管造影证实畸形巢消失，其并发症发生率为 1% ～ 10%。但是,对于较高级别的脑 AVM（Spetzler Ⅳ ～ Ⅴ 级）, 仅 17% ～ 22% 的患者能达到影像学治愈，并且其手术风险明显增加，一般情况下不作为主要的治疗措施。Ⅲ 级的脑 AVM 相对特殊，根据其自身的畸形血管团的特征，有些 Ⅲ 级的脑 AVM 更像 Ⅰ、Ⅱ 级，手术切除风险相对较低，而一些 Ⅲ 级的脑 AVM 更接近 Ⅳ、Ⅴ 级，手术风险很高。哈特曼（Hartmann）等对接受显微手术治疗的脑 AVM 患者进行的长期随访研究显示，约 32% 出现与治疗相关的非致残性神经功能缺损，约 3% 出现永久性致残性神经功能缺损。最新的汇总分析

显示, 脑 AVM 患者经历显微外科手术后永久性神经功能缺损或死亡的平均发生率为 7.4%，平均成功切除率为 96%。此外, 目前越来越提倡外科手术可作为脑 AVM 多元化治疗的一部分, 可结合介入治疗来提高患者的治愈率。此外, 接受放射治疗后的脑 AVM 往往伴有部分或整体萎缩，使原本不能切除的畸形血管团有机会被切除，放射治疗联合外科手术可使部分脑 AVM 患者获益。放射治疗还能作为手术切除后的部分残留的辅助治疗手段。

（2）介入栓塞治疗。血管内介入治疗的最终目标是使脑 AVM 病灶完全闭塞，但由于大多数高级别的脑 AVM 其血管构筑的复杂性，很难做到治愈性栓塞。研究表明, 血管

内介入治疗的致残和致死率平均为 6.6%，其完全闭塞率平均为 13%。目前，血管内介入治疗通常作为手术或放射治疗前的辅助手段，抑或通过消除脑 AVM 的异常血管（如动脉瘤、动静脉瘘）来达到彻底治愈或姑息治疗（如减轻"盗血"症状）的目的。常用的介入栓塞材料有：氰基丙烯酸正丁酯（N-BCA）、无水乙醇、聚乙烯醇（PVA）、Embospheres 微球、弹簧圈和 Onyx 胶等，它们各有其独特的优势和局限性。尤其是 Onyx 胶近年来广泛应用，一些病例中利用 Onyx 栓塞脑 AVM 可显著缩小畸形血管团的体积，达到影像学甚至解剖学治愈。在脑 AVM 栓塞过程中，拔管困难是造成围手术期并发症的原因之一，而新型头端可解脱微导管的发明显著降低了手术风险和提高了治愈率。此外，相对于传统的经动脉途径栓塞，经静脉途径也取得了良好的效果。从传统意义上讲，在脑 AVM 的供血动脉和畸形巢仍开放时处理引流静脉非常危险，其出血并发症风险较高。因此，对于经静脉途径栓塞脑 AVM，应仔细选择合适的病例，例如微导管不能通过小而曲折的动脉到达畸形巢、伴有高流量静脉瘤或不适宜外科手术夹闭或放射治疗的脑 AVM。Onyx 胶的弥散在静脉途径下能得到更有效的控制，并且静脉途径能通过快速闭塞畸形巢来达到阻止过度灌注出血的目的。动物实验显示，低血压环境有利于静脉途径栓塞，使栓塞剂有效弥散至供血动脉侧，从而有利于畸形巢的闭塞。最近，德国的夏浦（Chapot）教授推出了一种新型 Onyx 胶栓塞技术，并将其命名为"高压锅技术"。在通常情况下，为了实现畸形巢的完全闭塞，术者往往需将微导管尖端置入静脉巢中心或瘘口处再注射栓塞剂，同时需要在微导管近端预先形成一个屏障以减少胶的反流。相比之下，"高压锅技术"则创造出一种抗逆流环境，利用弹簧圈和 Onyx 胶在可解脱微导管头端形成屏障，降低了脑 AVM 的流速，从而方便术者了解畸形巢的结构和控制 Onyx 胶的弥散。基于同样的原理，双球囊导管的发明可能会在脑 AVM 栓塞治疗中起到重要作用，其近端球囊的膨胀能避免 Onyx 胶栓塞时的返流，从而降低并发症风险。

（3）放射治疗。放射治疗的畸形血管团的完全闭塞率为 50% ~ 90%，其闭塞率与畸形巢的大小成反比。如果患者被认定为放射治疗后临床治愈，其出血风险将低于 1%。医生对辐射剂量和畸形巢解剖结构的正确评估对脑 AVM 的治愈率起着决定性的作用。MRI 和血管造影是制订放射治疗计划不可缺少的辅助指标。此外，术者应仔细定位引流部位以便达到最佳治疗效果，即在闭塞病灶的同时有效降低并发症发生率。对于病灶周围组织，辐射剂量应降至脑 AVM 核心的 50% ~ 80%，以尽量减轻医源性损伤。文献报道，脑 AVM 患者放射治疗后的死亡和残疾率平均为 5.1%。尽管早期认为多数脑 AVM 患者栓塞后都需要放射治疗，但最近的研究显示，部分在放射治疗前接受介入治疗的患者，其畸形巢闭塞率低于未接受介入治疗的患者。这一现象的病理生理学机制仍不清楚，推测可能与以下因素有关：介入治疗引发的缺血状态一方面会诱发新生血管的形成，另一方面还会使未处理的小动脉出现代偿性扩张，最终抵消放射治疗的效果。此外，作为常用的栓塞材料，Onyx 胶具有强大的辐射不透过性，可能会影响放射剂量的分布，同时不利于医生对脑 AVM 解剖结构的了解，而这一过程在放射治疗方案的制定中是非常重要的环节。另外值得注意的是，伴有软脑膜瘘或动脉瘤的脑 AVM 往往伴有较高的出血风险，而且放射治疗很难达到治愈的目的，对于此类复杂脑 AVM 患者往往推荐多种方法联合治疗。

（4）辅助技术在脑 AVM 显微外科手术中的应用。

① 神经导航系统结合功能性磁共振成像 (functional MRI，fMRI) 及磁共振血管造影（MRA）融合技术。fMRI 能清楚地显示各个脑功能区所在的解剖位置，能根据不同的序列数值将图像进行融合，把 fMRI 与 MRA 融合在一张图像上，这样就能对脑 AVM 进行精确解剖定位，明确相邻功能区的空间关系，为术前计划、术中导航提供重要信息。术中神经导航系统在手术中可指引切除范围及畸形血管团中供血动脉与引流静脉，使损伤减小到最少。

② 杂交手术的应用。杂交手术在脑 AVM 的外科治疗中越来越普遍，尤其对于高级别的脑 AVM。术前血管造影及三维重建技术能够清楚地了解畸形血管团的形态并且帮助制定手术策略，术中的血管造影能够

引导畸形血管的切除，尤其是对那些小的、弥漫性的、复杂的畸形血管团。实时术中造影还能够避免畸形血管团切除不完全、残余畸形血管再次破裂出血的情况。对于部分高级别的脑 AVM 先行部分栓塞，阻断主要供血动脉及缩小畸形巢体积，处理动脉瘤、动静脉瘘等出血的高危因素后，外科手术将更加安全，也更容易达到治愈。

③ 术中超声、荧光素血管造影技术的应用。虽然术中 DSA 是判断病灶有无残留的"金标准"，但术中 DSA 是有创性检查，且术中造影往往耗时较长，操作复杂，有一定放射性污染。超声及荧光素血管造影均有助于鉴别血管性质和反映病灶边界，超声对深部病变显示结果较好，而荧光素血管造影常用于浅表的脑 AVM 手术。术中超声联合荧光素血管造影可以快速、准确、实时地进行畸形血管团的定位及边界确定，判断供血动脉、引流静脉的位置，一定程度上代替术中 DSA 来确定有无畸形血管残留，使手术达到最佳效果。

四、硬脑膜动静脉瘘

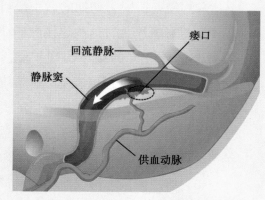

硬脑膜动静脉瘘（DAVF）的结构示意图

　　硬脑膜动静脉瘘（Dural Arterio-Venous Fistula, DAVF）是硬脑膜内颅内外供血动脉与颅内静脉和静脉窦的异常交通。其约占脑动静脉血管异常沟通性病变的 15%，可发生于硬脑膜的任何部位，以横窦、乙状窦和海绵窦处最多见。

硬脑膜动静脉瘘是怎么形成的？

很多证据支持硬脑膜动静脉瘘形成的三阶段假说：

（1）第一阶段。脑静脉窦血栓是初始因素，可能还包括限制脑静脉流出的其他解剖因素，比如脑静脉窦狭窄。

（2）第二阶段。初期的微小瘘口存在于脑静脉窦壁上，这些连接滋养动脉与微小静脉分支的瘘口出现扩张。脑动静脉瘘形成的过程可能是静脉系统反向压力形成导致，或血栓形成后的炎症反应，或者是血管生成因子过度表达的结果。

（3）第三阶段。形成血栓的脑静脉窦发生再通，如果仅是部分再通形成，或脑静脉窦存在其他的回流障碍（如脑静脉窦狭窄），动脉的血流就会进入蛛网膜下腔静脉系统（出现软脑膜静脉逆向引流）。

（1）搏动性耳鸣。与心跳相一致的搏动性耳鸣是最常见的临床症状，夜间尤为明显。横窦、乙状窦和海绵窦区硬脑膜动静脉瘘此症状最为多见。

（2）颅内杂音。接近50%的患者可听到连续不断的颅内杂音，与心跳同步，压迫同侧颈总动脉可使杂音减轻。

硬脑膜动静脉瘘的症状和危险后果有哪些？

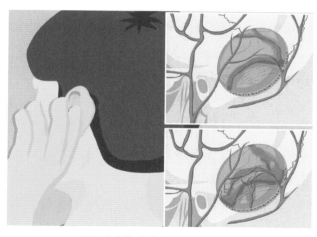

硬脑膜动静脉瘘出现搏动性耳鸣
及颅内杂音的血管结构示意图

（3）头痛。约50%患者主诉为头痛，主要是颅内压增高及扩张的血管对脑膜的刺激所致。

（4）颅内压增高。由于静脉窦压力增高、

继发性静脉窦血栓形成及硬脑膜下静脉湖的占位效应影响了颅内静脉回流和脑脊液的吸收，造成了颅内高压。可产生脑积水、视神经乳头水肿和继发性视神经萎缩。

（5）颅内出血。出血来源是扩张的引流静脉或静脉瘤破裂，死亡率约 20%。

（6）中枢神经功能障碍。正常颅内静脉回流受阻，局部脑组织淤血、肿胀，扩张静脉的占位效应导致了中枢神经功能障碍，可出现运动障碍、语言障碍、感觉障碍、癫痫、共济失调、精神症状及视野缺损等症状。

（7）脊髓功能障碍。见于颅后窝硬脑膜动静脉瘘向脊髓静脉引流时，正常脊髓静脉引流受阻，导致椎管内静脉压升高，脊髓缺血，产生脊髓功能障碍。

（8）眼部症状。海绵窦区硬脑膜动静脉瘘向眼静脉引流时可以出现类似于颈动脉海绵窦瘘的眼部症状，可导致误诊。

（9）心功能不全。高流量的硬脑膜动静脉瘘可引起心功能不全。

哪些检查用于诊断硬脑膜动静脉瘘?

（1）全脑血管造影。经动脉入路的脑血管造影为诊断硬脑膜动静脉瘘的唯一可靠方法。

（2）CT和CT血管造影（CT Angiography，CTA）。此类检查只能提示血管病的存在，但不能作为定性诊断依据。CTA虽能显示异常增粗的供血动脉、扩张的引流静脉和静脉窦，但对于瘘口情况和危险吻合显示不佳。

（3）MRI和MRA。与CT相比，MRI和MRA分辨率更高，能显示静脉窦血栓形成、静脉窦闭塞和静脉窦血流变化。MRA对于细小的供血血管和流速缓慢的血管显示不清。

5 开颅手术如何治疗硬脑膜动静脉瘘？

开颅手术是根据脑血管造影检查结果确定瘘口所在的位置，开颅的时候以瘘口为中心，切除硬脑膜动静脉瘘累及的硬脑膜，以及邻近的静脉窦，还有阻断动脉化的引流静脉。

开颅手术的困难之处在于找到瘘口、异常的引流静脉，以及术

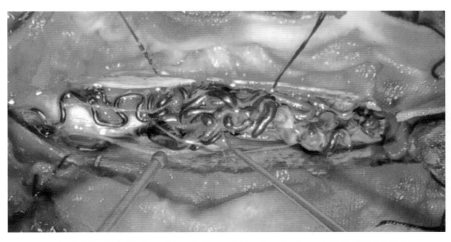

硬脑膜动静脉瘘外科手术切除图，可见迂曲、粗大、动脉化的引流静脉

中出血的控制。硬脑膜动静脉瘘如果累及到岩上窦、岩下窦及直窦，其位置较深，而且毗邻的神经、血管较多，出血控制比较困难，一般开颅手术风险比较大，术后并发症比较多，因此术前一般都建议进行部分供血动脉的栓塞，减少其血流量，开颅时相对比较容易辨认瘘口以及控制出血，减少术后的并发症，最大限度地减少手术的风险。

介入手术如何治疗
硬脑膜动静脉瘘?

血管内介入治疗是颅内硬脑膜动静脉瘘治疗的首选治疗方法。血管内治疗硬脑膜动静脉瘘,大体上可分为经动脉途径和静脉途径。通过导引导管到达靶血管,将微导管送入目标血管内进行栓塞。不管何种途径,患者必须存在适合微导管超选的路径,使得栓塞导管可以到达瘘口,从而确保医用胶或其他栓塞材料可以弥散至引流静脉端,完全闭塞引流静脉,从而彻底治疗硬脑膜动静脉瘘。

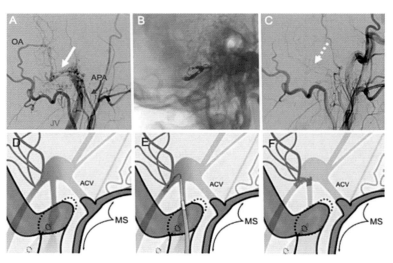

硬脑膜动静脉瘘介入栓塞示意图

血管内介入治疗已成为硬脑膜动静脉瘘的主要治疗手段。治疗途径包括动脉途径、静脉途径和手术暴露穿刺栓塞三种，可单独，也可联合应用。

（1）动脉途径。

① 治疗原则。单一动脉供血的瘘口，如供血动脉较粗大者，可应用可脱性球囊或高浓度 N-BCA 胶（氰基丙烯酸异丁酯，一种医用生物胶）；供血动脉较细者，则用不吸收性固体颗粒栓子或低浓度的 N-BCA 胶。不管用哪种方法，栓塞材料越接近瘘口越好。

② 适应证。以颈外动脉供血为主，无与颅内动脉的危险吻合；颈内动脉或椎动脉的脑膜支供血，栓塞时可避开正常脑组织的供血动脉。

③ 方法。经皮穿刺股动脉插管，行全脑血管造影，了解硬脑膜动静脉瘘的供血动脉、瘘口的大小、位置、引流静脉的数量及方向，然后将微导管超选择至供血动脉并进行栓塞。可供选择的栓塞材料：N-BCA 胶、Onyx 胶、水凝胶微球、PVA 颗粒、弹簧圈、冻干硬膜微粒及球囊等。上述栓塞材料可单独使用，也可联合应用。

硬脑膜动静脉瘘的供血动脉有时很多，主要有咽升动脉、脑膜中动脉、脑膜副动脉、枕动脉及耳后动脉等，应根据不同情况应用不同的栓塞材料和导管技术。无论哪种栓塞方法，皆应注意避开颅内外血管的"危险吻合"。不吸收性固体栓子是最常用栓塞剂，但固体栓子大小至关重要，栓子太小，可通过"危险吻合"，造成脑内血管的意外栓塞；栓子太大，栓塞供血动脉主干，新开放的动脉支仍可供应瘘口。在明确无"危险吻合"的情况下，可考虑用 N-BCA 胶等生物医用胶。此时，微导管应尽量接近瘘口。根据瘘口的大小，可用高浓度 N-BCA 胶甚至纯 N-BCA 胶。多条供血动脉的患者，需要逐一栓塞，这时不能在供血动脉主干注射 N-BCA 胶，因为如果瘘口未能闭塞，侧支循环建立后仍能向瘘口供血，而且还损失了再次栓塞的入路。对于颈内、外动脉同时参与供血的硬脑膜动静脉瘘，如海绵窦区病灶，可先用上述方法栓塞颈外动脉，若颈外动脉途径失败，可将微导管在微导丝导引下进入颈内动脉分支之供血支，应用弹簧圈及 N-BCA 胶栓塞，用后者栓塞时，为防止其返流到颈内动脉，需在DSA 监视下低压缓慢注射，切忌用力过猛，造成正常血管的意外栓塞。

（2）静脉途径。

① 适应证：无法由动脉途径到达供血动脉瘘口处；供血动脉极为复杂，难以将所有供血动脉闭塞；静脉窦阻塞且不参与正常脑组织引流者；可耐受静脉窦球囊阻塞试验患者。

② 方法。

一是经颈内静脉或股静脉途径：到海绵窦可经颈内静脉 — 乙状窦 — 岩上窦或岩下窦，或经颈内静脉 — 面静脉 — 眼上静脉；到横窦 — 乙状窦或上矢状窦可通过颈内静脉 — 乙状窦途径，用弹簧圈或其他栓塞材料栓塞静脉窦闭塞瘘口。

二是经眼上静脉途径：眼上静脉扩张者可经此静脉

置管到海绵窦进行栓塞。

（3）手术暴露穿刺栓塞治疗。

① 适应证。经动脉和静脉途径均难以到达病变的时候，如上矢状窦前中部、海绵窦区病变无法经动脉途径和眼上静脉、岩上窦、岩下窦等静脉途径抵达病灶区域的；瘘口位于 Galen 静脉等位置较深的；病变静脉窦阻塞且不参与正常脑组织引流的；临床症状明显，需外科措施干预以改善症状的。

② 方法。颅骨钻孔暴露（窦汇、上矢状窦等）或开颅直接暴露（海绵窦等）行静脉窦的直接穿刺或切开置管栓塞。

五、颈内动脉海绵窦瘘

颈内动脉海绵窦在哪里？

海绵窦（cavernous sinus）是位于蝶鞍两侧硬脑膜两层间不规则的腔隙，左右各一。起始于岩舌韧带的上表面，是颈内动脉破裂孔段的延续。该段被疏松组织、脂肪、静脉丛和节后交感神经所包绕。颈内动脉海绵窦段终止于近端硬膜环，远端为颈内动脉床突段。近端硬膜环是由前床突下表面的骨膜形成的，不完全包绕颈内动脉。由于海绵窦内有许多包有内皮的纤维小梁，将其腔隙分隔成许多相互交通的小腔，使之状如海绵而得名。

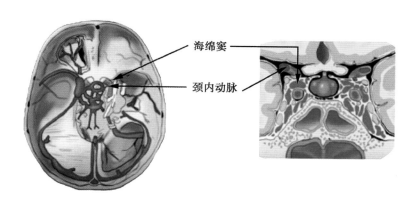

海绵窦与颈内动脉位置关系的解剖示意图

颈内动脉海绵窦瘘是如何形成的？

（1）外伤：常发生于头部损伤或者头部挤压伤所引起的颅底骨折，或者是眼眶的刺伤等，导致海绵窦内的颈动脉壁破裂，从而形成颈内动脉和海绵窦之间直接的沟通，即颈内动脉海绵窦瘘。

（2）非外伤：高脂血症或者老年病人颈内动脉粥样硬化，以及血管压力等原因会导致动脉壁变薄，形成动脉瘤，动脉瘤一旦破裂，即形成颈内动脉海绵窦瘘。

（3）先天性：先天原因导致的颈内动脉壁薄弱，由于血压原因会导致颈内动脉破裂，从而形成颈内动脉海绵窦瘘。

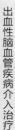

（1）搏动性突眼：出现率为96.4%。当回流静脉主要是患侧眼静脉时，该侧的眼球明显突出，可见到与脉搏同步的搏动。如果环窦发达，瘘口较大，一侧颈内动脉海绵窦瘘的动脉血向双侧海绵窦、眼静脉引流，可引起双侧搏动性突眼。如果颈内动脉海绵窦瘘的动脉血主要经环窦向对侧海绵窦、眼静脉引流，可发生对侧突眼。不经眼静脉回流的颈内动脉海绵窦瘘则可能无搏动性突眼。

（2）球结膜充血：颈内动脉海绵窦瘘的患者最早出现的表现为球结膜充血水肿，此时眼睛呈现红色。因海绵窦内压力增高，眼静脉回流不畅，组织液吸收不良，引起眼球结合膜充血水肿，严重者可眼睑外翻。

（3）眼球运动障碍：约70%的患者有不同程度的眼球活动障碍。以外展神经最易受累，可能因该神经与颈内动脉相邻有关，其次为动眼神经瘫痪。此外，眶内容物增加（充血和水肿）也可机械性地影响眼球活动，导致患者复视。

（4）视力障碍：70%～90%的颈内动脉海绵窦瘘患者有视力减退表现，约50%的病人视力严重障碍，甚至失明。其原因为：眼球缺血，怒张的静脉阻塞巩膜静脉窦管引起青光眼，扩张的静脉血管压迫视神经引起视神经萎缩，眼球后压力升高使眼球变扁，以及长期突

3

颈内动脉海绵窦瘘有哪些症状？

眼发生角膜溃疡和球结膜炎等。有些患者颈内动脉海绵窦瘘向眼静脉回流，面静脉侧支循环建立不全，致使眶内压急剧升高，患者疼痛难忍，可在一周内迅速失明。

（5）血管性杂音：高速的动脉血经颈动脉和静脉窦之间的破口（瘘口）流入静脉内的过程中，会形成漩涡，产生震颤，从而形成血管性杂音。

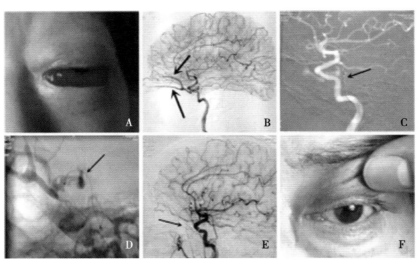

突眼、球结膜充血的颈内动脉海绵窦瘘患者经介入治疗后症状消失

哪些检查可发现颈内动脉海绵窦瘘？

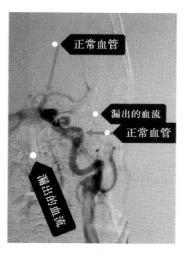

正常血管

漏出的血流
正常血管

漏出的血流

颈内动脉海绵窦瘘的脑血管造影

CT、MRI 可作为初步检查，能较为直观地反映出病变的主要病理变化，如海绵窦扩张，眼上、下静脉扩张，以及眼球突出，眼外肌增粗，眼球后软组织肿胀。部分创伤性颈内动脉海绵窦瘘在 CT 平扫上可以显示颅底骨折、脑组织挫伤甚至脑内血肿或蛛网膜下腔出血。但 CT 和 MRI 不能准确观察供血动脉的来源和瘘口的情况。DSA 是颈内动脉海绵窦瘘诊断的"金标准"，也是行手术治疗前最重要的疾病评估手段。最为重要的是能确定逆行皮层静脉引流的存在，也能描述供血动脉和静脉引流的准确模式。

应用可脱性球囊堵塞颈内动脉和海绵窦之间的破口（瘘口）是治疗颈内动脉海绵窦瘘的经典方法。近年来出现的新技术，用覆膜支架封闭瘘口也可作为颈内动脉海绵窦瘘的治疗方法或者球囊闭塞瘘口后的补救治疗。另外也可经动脉或静脉途径将微导管送入海绵窦内，使用弹簧圈及医用胶行栓塞治疗以封闭颈内动脉和海绵窦之间的破口（瘘口），从而达到治愈颈内动脉海绵窦瘘的目的。

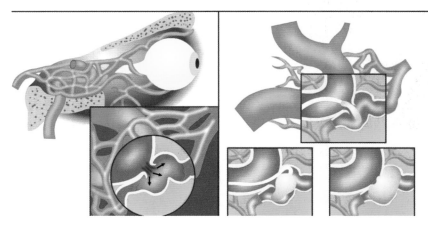

颈内动脉海绵窦瘘的介入球囊栓塞示意图

根据流经颈内动脉海绵窦瘘瘘口的血流量的大小，可将其分为低流量型和高流量型。

低流量型颈内动脉海绵窦瘘因为血流缓慢，容易形成血栓，大约有一半的患者可以自行愈合，因此对于发病早期、症状较轻、瘘口流量小、病情发展缓慢和没有急剧视力下降的患者可先观察一段时间，以期自愈。或者采用颈内动脉压迫法治疗，方法是用手指将颈内动脉压向颈椎横突，直到颞浅动脉的搏动消失为止，最初每次压迫10分钟，每天数次，以后压迫持续时间逐步延长，至每次压迫20分钟；如果压迫部位准确，患者会自觉杂音减轻或消失，一般治疗4至6周后可最终治愈。压迫时需要注意观察有无脑缺血症状出现，如无力、麻木、失明等，一旦出现须立即终止。建议用健侧手指压迫，若出现脑缺血，则健侧手指会因无力而自然终止压迫。在压迫颈内动脉的同时，压迫颈内静脉，可以减少动脉血供和增加静脉压，降低海绵窦瘘口处的动静脉压力梯度，促进海绵窦内血栓形成，还可以压迫内眦外上方眼上静脉和头皮静脉交界处，以提高眼上静脉压力，降低瘘口动静脉压力差，可促进血栓形成，这也是一种静脉压迫法，但有皮质引流静脉的病人不合适进行压迫治疗，因为同时压迫颈内动脉和颈内静脉会导致颅内静脉压升高而引起静脉高压性脑梗塞或脑出血。

高流量型颈内动脉海绵窦瘘因为血流速度较快，很少有机会自愈，为保护视力、消除杂音、突眼回缩、防止脑缺血或出血（鼻出血），宜尽早治疗。传统的外科治疗效果较差，而血管内治疗治愈率高、致残率低、创伤小。自

1974年谢尔比连科（Serbinenko）首次报道以可脱球囊栓塞治疗颈内动脉海绵窦瘘获得成功，血管内介入治疗已成为治疗颈内动脉海绵窦瘘的首选方法。

介入栓塞治疗途径：颈内动脉海绵窦瘘的栓塞治疗可经动脉和静脉途径，通常选择动脉入路进行操作，只有当动脉途径失败，或瘘口在后方并向岩下窦引流者，以及眼上静脉极度扩张的病例才采用经静脉入路。

介入栓塞材料的选择：单纯闭塞瘘口而保持颈内动脉通畅是最为理想的治疗结果，也是首先要考虑的治疗原则。一般供介入栓塞治疗颈内动脉海绵窦瘘的材料有可脱球囊和弹簧圈，目前多数学者认为可脱球囊是栓塞治疗颈内动脉海绵窦瘘的首选材料，原因之一是球囊进入血管内易随血流漂入海绵窦内，栓塞成功率高；而且操作简单，方便和疗效可靠。其二，球囊进入海绵窦内用等渗非离子型造影剂充盈，在3～4周后球囊皱缩并被海绵窦内的血栓包裹，无永久性的占位效应，眼球突出、球结膜充血及水肿等症状可逐渐恢复正常。其三，价格便宜。但有时由于：① 瘘口太小，球囊难以进入；② 瘘口太大，球囊难以闭合瘘口；③ 球囊会早泄或破裂，导致复发性颈内动脉海绵窦瘘，再次球囊栓塞困难。此时可考虑使用弹簧圈经动脉途径或静脉途径栓塞。

使用球囊栓塞时，应根据瘘口大小选择球囊型号，调整球囊位置争取闭塞瘘口，一枚球囊不能闭塞，可以采用多枚球囊治疗。若瘘口较大难以闭塞不得已需闭塞颈内动脉时，需行球囊闭塞试验严密观察30分钟并造影确认侧支循环良好方可闭塞颈内动脉或孤立瘘口。

栓塞过程中容易遇见的问题如下：

（1）假性动脉瘤，治疗前要做好充分的准备；

（2）球囊早泄：治疗后几天内发生，病人突然听到杂音，并且眼部症状复发，需再次行栓塞治疗；

（3）球囊早脱：在充盈球囊时发现球囊不充盈或回抽造影剂时为血液而充盈的球囊无变化，这些与安装球囊的牢靠程度有关。